Desmoulins

Recherches sur l'Etat du Système Nerveux.

P.

SUITE DES RECHERCHES

SUR L'ÉTAT DE VOLUME ET DE MASSE

DU SYSTÈME NERVEUX,

Et l'Influence de cet État sur les fonctions nerveuses;

PAR M. A. DESMOULINS,

Docteur en Médecine.

(Mémoire présenté à la 1re classe de l'Institut, en décembre 1820.) (1)

L'ACADÉMIE adoptant les conclusions du rapport de ses commissaires sur un Mémoire que j'ai eu l'honneur de lui présenter le 29 mai dernier, inséré depuis au *Journal de Physique*, a bien voulu m'inviter à de nouvelles recherches. Actuellement étranger au service des hôpitaux, je n'ai pu trouver que de rares occasions d'essayer de lui en témoigner ma reconnoissance, en multipliant mes recherches autant que je l'aurois désiré. Néanmoins, l'observation objet du présent Mémoire offrant plusieurs faits absolument neufs en Anatomie, lesquels, de plus, me semblent éclairer des questions anatomiques et physiologiques mal ou incomplètement résolues, je crois, par son exposition, donner une preuve de mon zèle à répondre aux encouragemens de l'Académie.

Avant de commencer cette exposition, qu'il me soit permis d'énoncer le résultat de mes recherches précédentes.

J'ai constaté deux faits généraux dans mon précédent Mémoire; le premier, c'est l'intégrité de volume et de masse du système nerveux lors du marasme non sénile des autres systèmes; le second, c'est la diminution du volume et de la masse du cerveau, ainsi que de l'ensemble du système nerveux dans le vieillard; diminution qui, pour le cerveau, donne une différence en poids spécifique d'un 20e à un 15e.

(1) Ce Mémoire et celui auquel il fait suite, présentés au concours de Physiologie de l'Institut, ont obtenu une mention à la séance publique du 2 avril 1821.

J'ai fait voir, en outre, que la plus grande énergie des forces nerveuses coïncidoit constamment avec la plus grande masse de la matière nerveuse, tant dans les divers états d'existence d'un même animal, que dans la série des animaux.

Aujourd'hui, j'ai l'honneur de soumettre à l'Académie, avec les conclusions que j'en crois pouvoir déduire, les détails d'une observation faite d'après cette double considération des poids et des volumes. Les faits qui résultent de ces détails rapprochés et des faits anatomiques précédemment constatés et des faits physiologiques observés pendant la vie du sujet, répandent, à ce qu'il me paroît, une lumière nouvelle et sur l'organisation et sur les fonctions du système nerveux. C'est à l'extrême obligeance de M. le docteur Breschet que je dois la communication des faits physiologiques qui lui ont été fournis par M. Pariset. Les voici :

Jaussens (Jean-Pierre), dit Coco, âgé de vingt-cinq ans, né à Paris, est entré à l'hospice de Bicêtre en 1811. Il y fut rangé parmi les épileptiques incurables. Il étoit affecté d'une démence originelle; ses idées n'avoient aucune suite; elles étoient même en si petit nombre, qu'il touchoit à l'idiotisme. Il étoit fort irritable. Le mot *Morice* prononcé devant lui, le transportoit de fureur et lui causait souvent des accès terribles. En général, les accès étaient longs et violens; ils duraient quelquefois une demi-heure; c'est dans un de ces accès qu'il est mort. Il avait des bras courts, et quoiqu'il eût quelque peine à les mettre derrière le dos, il s'en servait librement.

Le cadavre apporté dans l'amphithéâtre de M. le docteur Breschet, chef des travaux anatomiques de l'Ecole, qui a eu la bonté d'en faire la dissection avec moi, avoit les membres du côté droit tellement fléchis, que l'humérus, l'avant-bras et la main ramenés dans un même plan, étaient parallèles entre eux. Une légère diminution de volume de ces membres nous fit supposer que ce commencement d'atrophie étoit la suite d'une paralysie. Nous nous attendions donc, d'après les conséquences de mes précédentes recherches, à trouver les nerfs de ces membres réduits de volume; on va voir qu'il en étoit tout autrement.

État du Cerveau.

A l'ouverture du crâne, l'arachnoïde et surtout la pie-mère étoient fort injectées; la substance cérébrale d'une résistance et d'une élasticité supérieures à ce que j'avois observé jusqu'alors, les réseaux choroïdiens à leur entrée dans la grande scissure du cerveau remplis de sang. La veine de Gallien et ses affluens qui rapportent le sang des ventricules fortement distendus surtout du côté gauche. Les fibres de renforcement du nerf optique sortant de la partie de la couche optique appelée *corpus geniculatum externum,* bien plus prononcées à gauche qu'à droite. Je fais observer à ce sujet, que les faisceaux qui traversent les couches optiques, viennent tous des pyramides, seules parties du cordon rachidien où il y ait entrecroisement. Cette remarque est importante à cause de ce que je vais dire tout à l'heure. Les trois ventricules du cerveau étoient pleins d'une sérosité roussâtre que nous avons évaluée à trois onces.

Mais l'état de l'arachnoïde et de la pie-mère n'étoit pas le même dans ces trois ventricules; dans tous les trois, mais principalement dans le gauche, l'arachnoïde offrait, à sa surface interne, ces petites granulations perlées, indices et effets de l'inflammation, signalées pour la première fois par M. Breschet; dans le ventricule gauche seulement, l'arachnoïde, épaissie d'un quart de ligne au moins, offrait à sa surface une couche albumineuse à l'état de fausse membrane, dans l'épaisseur de laquelle se trouvoient de petites cellules pleines de sérosité. Cet état nous parut tout-à-fait analogue à celui qu'on observe souvent sur la plèvre et le péritoine. L'arachnoïde parfaitement résistante, enfermoit donc exactement le fluide qu'elle contenait.

Par sa surface externe, l'arachnoïde des ventricules n'étoit que contiguë aux surfaces cérébrales correspondantes. On l'enlevoit sans rupture de la face interne des couches optiques où sa ténuité est ordinairement si grande; elle se replioit comme à l'ordinaire tout le long de la bandelette demi-circulaire et du corps frangé. Son amplitude n'étoit donc pas agrandie. Le déplissement ou pour mieux dire la désagglutination de la face concave des circonvolutions cérébrales gauches dont je vais parler, ne dépendoit donc pas du refoulement de l'arachnoïde contre ces faces.

Le plexus choroïde gauche et le bord correspondant de la toile choroïdienne ne se terminoient pas comme à l'ordinaire sur toute leur étendue par un repli lisse et sans prolongement, le long du repli contigu de l'arachnoïde, lequel limite l'amplitude des ventricules séreux. Du bord externe de ces réseaux, mais surtout vers leurs extrémités antérieure et postérieure, se détachoit une cellulosité ou plutôt un lacis de vaisseaux liés entre eux par un tissu filamenteux. Ce tissu était plus abondant et plus distinct par son injection, que ne l'est dans son état naturel la pie-mère des anfractuosités externes. Ce tissu cellulaire ou pour mieux dire cette pie-mère intérieure, évidemment continue avec les réseaux choroïdiens, se propageoit par plans ou par cloisons entre les faces des anfractuosités intérieures ainsi écartées par elle, de la même manière que le fait la pie-mère dans les anfractuosités externes. Cette propagation des lames celluleuses successivemant dédoublées, atteignoit jusqu'au sommet concave des circonvolutions; de chaque face de ces lames se détachoient de nombreux vaisseaux sanguins qui pénétroient dans la substance blanche ou fibreuse, comme cela a lieu pour la substance grise de la part de la pie-mère extérieure. On conçoit que cette quantité surnuméraire de vaisseaux répandus dans l'intérieur de l'hémisphère gauche jusqu'au sommet concave des circonvolutions, nécessitait le plus grand calibre que nous avons indiqué de la veine de Gallien correspondante et de ses affluens. En suivant avec les doigts ou même en soulevant les lames de cette pie-mère intérieure, ce que permettoit sa résistance, on déployoit les circonvolutions dont la surface blanche montroit distinctement alors le parallélisme de ses fibres. Tout l'hémisphère gauche se trouva ainsi déplissé et étendu en une membrane de trois à quatre lignes d'épaisseur là où elle étoit plus mince, et d'environ un demi-pouce là où elle l'étoit moins. L'hémisphère s'étendoit ainsi en une surface de 12 à 13 pouces de long et de 8 à 9 de large.

Cette dernière dimension, comprise depuis le bord intérieur de la couche optique et du corps cannelé jusqu'à la ligne de dégagement du corps calleux de l'hémisphère. Dans tout cet hémisphère la fermeté et l'élasticité de la substance cérébrale étoient uniformes et supérieurs à ce qui existoit de l'autre côté.

A droite, l'examen le plus attentif ne put même faire apercevoir ce nevrilème muqueux indiqué par M. Gall, comme moyen d'agglutination des surfaces fibreuses.

Tout annonçoit donc dans l'hémisphère gauche un excès de nutrition, savoir : la plus grande quantité de sang, le plus grand nombre et le plus grand calibre des vaisseaux, enfin une plus grande fermeté de la substance cérébrale. N'ayant pas sous la main d'appareil hydrostatique, ce ne fut que le surlendemain que j'en pus mesurer la densité dans le laboratoire de M. Cuvier. Mais comme le cerveau étoit ouvert depuis trois jours, fort amolli et commencé de se putréfier, je ne donne les résultats de cette expérience que comme peu certains. Quoi qu'il en soit, comme il n'est pas vraisemblable que leur concordance avec les autres faits soit seulement fortuite, voici les différences de pesanteur spécifique données par des volumes hydrostatiques pareils pris à gauche et à droite dans des parties cérébrales correspondantes.

	Grammes.	
Partie de l'extrémité du lobe postérieur gauche	108	2
Partie correspondante droite..................	103	5
Idem du lobe antérieur gauche...............	71	5
Idem du lobe antérieur droit................	71	0

Etat des Nerfs.

A notre grand étonnement (car les détails des phénomènes physiologiques observés pendant la vie du sujet ne nous ont été communiqués qu'un mois après la dissection), tous les nerfs de la face, tous ceux du plexus brachial, mais principalement les musculo-cutanés et le médian étoient sensiblement plus gros du côté droit. Or, l'état de contraction et d'amaigrissement des membres droits nous avoit fait présumer que le sujet étoit hémiplégique de ce côté, et nous nous attendions à en trouver les nerfs d'un volume plus petit. Mais c'étoit surtout aux rameaux collatéraux des doigts, que cet excès de volume étoit frappant. Il y avoit une différence d'au moins un quart avec ceux du côté gauche.

Une autre circonstance fort remarquable, et qui me paroît dépendre de cet excès de volume et très-probablement d'action des nerfs du médian, exclusivement conducteurs du sentiment, car il ne se ramifie point à des muscles, c'est qu'à la face palmaire de chaque phalange unguéale, la peau de tous les doigts présentoit à la section la structure du tissu érectile. Le tissu en feutre serré qui forme l'élément du derme, avoit ses mailles écartées, et leurs filamens dont le calibre étoit développé, représentoient un lacis de vaisseaux tels que ceux du corps caverneux. On pouvoit facilement à l'œil nu suivre dans ce tissu érectile les ramifications de cinq ou six filets par lesquels se divisoit chaque rameau collatéral.

Malheureusement dans sa note, M. Pariset n'a rien dit du phénomène physiologique que devoit certainement produire cette disposition. Je n'essaierai pas d'y suppléer par une conjecture.

Ainsi donc cette observation établit quatre faits nouveaux relatifs à l'organisation du système nerveux.

1°. L'état de liberté des surfaces concaves ou fibreuses d'un hémisphère désagglutinées par un autre agent qu'un liquide épanché; 2°. l'excès de nutrition et de masse, dans certaines circonstances, d'un hémisphère sur l'autre; 3°. l'excès de volume des nerfs du côté droit sur ceux du côté gauche, par suite de l'état analogue de l'hémisphère opposé, et 4°. la transformation de la face interne du derme de la phalange unguéale des doigts en tissu érectile, coïncidant avec l'état précité des nerfs et de l'hémisphère communiquans (1).

La discussion de ces faits me paroît féconde en conséquences, si l'on y arrive éclairé par les résultats de l'Anatomie pathologique et de l'Anatomie comparée.

Et d'abord il faut se souvenir que, partout où l'on avoit voulu voir production de tissus nouveaux, il y a seulement en réalité, ou bien excès de développement relativement au degré normal, ou bien transformation par inflammation, des tissus primitifs; que, dans le premier cas, les dimensions aggrandies rendent visible ce qui, auparavant dans le même siége, ou actuellement ailleurs, vu l'état de contraction et de rudiment du tissu observé, étoit ou est encore invisible, mais qu'effectivement il n'y a pas eu changement de nature; que dans le cas même des transformations, il n'y a qu'altération des produits exhalés; alors on sentira, qu'à ne considérer qu'une même espèce d'animal, l'Anatomie pathologique

---

(1) Je rapproche du second et du troisième fait de ce paragraphe, l'extrait de deux observations rapportées dans la deuxième lettre sur l'encéphale, par M. Lallemand, professeur à Montpellier.

Observation 4 de la lettre citée, il a trouvé l'hémisphère gauche enflammé et un foyer purulent formé dans son lobule postérieur, à la suite de l'inflammation des nerfs de la troisième paire du plexus brachial comprise à droite dans une ligature de l'artère sous-clavière. Ici, l'inflammation s'est propagée des nerfs du côté droit à l'hémisphère gauche. Dans le cas que je rapporte, au contraire, il me paroît que la propagation de surnutrition s'est faite de l'hémisphère gauche aux nerfs du côte droit.

N° 30 de la même lettre, il décrit une augmentation de volume considérable des segmens de la moelle épinière correspondans aux 6e et 7e vertèbres cervicales, produite par une inflammation aiguë. Selon lui, et je suis de son avis, cette augmentation de volume n'a été possible qu'en raison de l'extensibilité des enveloppes membraneuses de la moelle. Il pense, et je partage son opinion, que sans l'immobilité des parois du crâne, le cerveau enflammé augmenteroit de volume, comme il arrive à la moelle dans le même cas.

Maintenant, on concevra mieux, s'il avoit pu rester encore quelque doute, comment les molécules en excès apportées par la fluxion inflammatoire à un organe circonscrit par des limites inextensibles, se pressent nécessairement davantage, puisque leur quantité est augmentée, et que l'espace de leur déposition reste uniforme. Il faut bien alors que la masse de cet organe, ou le rapport de son poids à son volume croisse proportionnellement à l'excès de nutrition. (*Voyez*, pour la démonstration expérimentale de ce fait inverse dans les vieillards et les adultes, mon premier Mémoire.)

offre l'unique route vers la connaissance des tissus, partout où ils n'arrivent pas à un maximum normal de développement; qu'ainsi l'état pathologique est réellement un maximum accidentel.

Si l'on réfléchit ensuite que cette loi confirmée dans tous les cas et dans tous les tissus par l'Anatomie pathologique, se vérifie par l'Anatomie comparée qui en fournit la contre-preuve; si l'on fait attention que ces anomalies appelées accidens pathologiques dans une même espèce, sont des phénomènes normaux perpétuels ou périodiques dans diverses autres espèces; si l'on observe par exemple que, dans les mammifères hybernans, des organes qui durant les périodes d'activité, surtout la saison de l'amour, sont presque imperceptibles, tels le thymus, les capsules surrénales, les appendices épiploïques, acquièrent à leur tour un énorme développement, lorsque la fluxion, précédemment fixée sur les organes de la génération et leurs congénères, abandonne ceux-ci; et qu'ainsi deux systèmes d'organes manifestent et dissimulent alternativement leur structure par un périodisme de surnutrition et d'atrophie; alors on trouvera dans l'un de ces états l'explication de l'autre, d'autant plus certaine, que l'on peut suivre pas à pas le progrès du changement, et s'assurer ainsi qu'il n'y a que variation de degré.

Ce que l'Anatomie comparée nous vient d'offrir successivement dans une même espèce, elle le découvre en permanence dans des espèces différentes. Partout où les mêmes organes, en conservant ou non leurs fonctions générales, passent à des fonctions nouvelles, les élémens organiques, restés essentiellement identiques, ne diffèrent que par le degré proportionnel de leur développement. Ainsi le pourtour de l'orifice des narines dans la plupart des mammifères, et surtout dans ceux à trompe, l'extrémité de la queue dans les atèles, les didelphes, les phalangers, ne diffèrent de leurs analogues dans les autres genres que par le volume des nerfs qui s'y rendent, par l'écartement des mailles qu'interceptent les filamens feutrés du derme, et par le développement du calibre de ces filamens ouvert aux molécules rouges du sang (1).

---

(1) Je me borne ici à appuyer cette proposition, quant à la fonction du toucher au pourtour des narines des mammifères, sur des préparations du boutoir dans le cochon de Siam et le coati. Ce sont les seules que j'aie trouvé l'occasion de recommencer en ce moment. Elles ont été montrées à MM. Cuvier et Geoffroy Saint-Hilaire. M. Cuvier, à qui je dois tous les moyens d'études et de recherches anatomiques dont je dispose, a bien voulu ajouter à ses bontés pour moi, en me

De cette disposition des mêmes élémens parvenus à des dimensions plus grandes, résulte la production des forces qui constituent les nouvelles fonctions. En outre, l'on observe que les segmens de la moelle épinière, d'où partent les nerfs qui vont à la partie préhensile de la queue, sont en rapport avec le volume de ces nerfs, c'est-à-dire, supérieurs proportionnellement à ce qu'ils sont dans les espèces à queue non-préhensile. La comparaison de cette structure avec celle observée aux doigts et aux nerfs du bras droit, ainsi qu'avec l'état de l'hémisphère gauche, offre, je crois, une grande analogie.

Cela posé, si l'on rapproche les faits de ce Mémoire, de ceux précédemment connus d'une part, et si on les rapproche d'autre part des phénomènes physiologiques observés pendant la vie du sujet, il en résultera deux ordres de considérations importantes par leurs conséquences.

I. *Conséquences générales.*

1°. Il résulte de l'existence de cette pie-mère intérieure continue avec les réseaux choroïdiens, que ce névrilème muqueux indiqué par M. Gall, comme servant à l'aglutination des surfaces fibreuses ou concaves du cerveau, n'est autre chose qu'un prolongement très-fin, une continuation des réseaux choroïdiens et par-conséquent de la pie-mère extérieure : ce névrilème, dans l'état ordinaire, est d'une telle ténuité, qu'on le suppose plutôt qu'on ne le constate. Il falloit l'heureux hasard de son développement, par une inflammation chronique, pour découvrir sa nature et son origine. Il résulte en outre de là, que le cerveau ainsi que les autres appareils nerveux, n'a point de surfaces nues, mais que partout les surfaces nerveuses sont revêtues d'une membrane celluleuse.

J'ai déjà indiqué, à l'occasion du développement périodique normal de certains organes dans quelques espèces, la manifes-

permettant de déposer la préparation de la tête du coati, au Cabinet d'Anatomie comparée du Muséum.

Pour donner une idée du rapport entre le volume des nerfs et l'énergie de leur fonction, je dirai seulement qu'à sa sortie du trou maxillaire, la deuxième division de la cinquième paire égale au moins en volume dans le cochon de Siam le nerf sciatique de l'homme à la sortie du bassin. Trois pouces plus loin, les six branches de cette division s'épanouissent sur une surface qui n'excède pas dix-huit lignes carrées.

tation, par surnutrition, de structures aussi délicates, au moins, que celle de ce nevrilème muqueux. Tels sont, entre autres, les épiploons des mammifères hibernans. L'Anatomie pathologique retrouve ce développement des mêmes organes dans l'homme, comme anomalie par maladie. Le tissu cellulaire si fin qui opère l'aglutination des feuillets épiploïques, se manifeste souvent lors de l'inflammation aiguë ou chronique du péritoine. Dans beaucoup d'hydropisies, surtout, ce tissu interépiploïque s'infiltre d'une sérosité abondante, et néanmoins dans l'état de santé de l'homme, comme pendant la saison de l'amour des mammifères hibernans, ces épiploons, constitués par l'adossement de quatre feuillets, ont la ténuité et la transparence d'une bulle de savon.

2°. Toutes les fois que l'on a trouvé le cerveau déplissé dans les hydrocéphalies, et de l'eau remplissant la concavité des hémisphères développés, l'on a considéré cet épanchement comme l'effet de l'exhalation de l'arachnoïde. Or, toutes les fois que dans les fièvres cérébrales ou arachnitis, on trouve de l'eau mêlée ou non de sang dans les ventricules, comme cela avoit lieu dans notre sujet, l'arachnoïde a toujours acquis plus de consistance et d'épaisseur. Au contraire, dans toutes les observations d'hydrocéphalies que je connoisse, l'épanchement produit supposé de l'arachnoïde, n'a point rendu cette membrane plus visible. Car le plus souvent on ne fait pas mention de son état, ou même l'on constate que l'on a fait d'inutiles recherches de son existence. Or, néanmoins, d'après l'hypothèse admise, on devroit trouver cette membrane épaissie, tapissant la surface concave des hémisphères.

Je pense donc que dans beaucoup de cas d'hydrocéphalie, la sérosité est exhalée par le tissu cellulaire resté dans son état primitif et dont la surexcitation a empêché la conversion en membrane séreuse. Voilà, selon moi, pourquoi dans les hydrocéphales on ne trouve pas d'arachnoïde intérieure.

3°. J'ai souvent trouvé, deux fois entre autres, dans des cas d'épilepsie et du côté opposé à celui d'où partoit le courant épileptique, j'ai souvent, dis-je, trouvé ainsi que la plupart des anatomistes, des kistes remplis d'eau dans l'épaisseur des hémisphères. Ces kistes n'avoient aucune communication avec les cavités ventriculaires, qui d'ailleurs, le plus souvent, n'offroient aucun épanchement de sérosité. Selon moi, ces kistes ne sont autre chose que le développement partiel d'une étendue quelconque du tissu cellulaire d'agglutination des faces fibreuses. Aussi alors trouvais-je les circonvolutions correspondantes déplissées, et leurs surfaces concaves n'étoient nullement altérées ni ramollies.

C'étoit une hydrocéphalie partielle, ou pour mieux dire, une hydropisie partielle de la pie-mère.

4°. Cette pie-mère intérieure, accidentellement manifestée, fournit la réponse la plus péremptoire à l'objection faite contre le procédé de dissection du cerveau par déplissement. On a dit que le déplissement de l'hémisphère, n'étoit que l'effet de la rupture de la matière cérébrale par une pression excentrique, et que dans le cas d'hydrocéphalie, il n'y avoit que simple extension des cavités du cerveau. Or, si l'on suppose, dans le cas de notre observation, que l'arachnoïde, malgré son épaississement, se fût rompue par l'effort du liquide contenu, l'eau, à travers toutes les anfractuosités internes ouvertes par les lames celluleuses interposées, eût pénétré jusqu'au sommet concave des circonvolutions, et cependant les anfractuosités n'eussent pas été effacées. L'écartement de leurs parois eût seulement augmenté.

5°. Cet accroissement de volume des nerfs du côté droit coexistant avec l'excès de nutrition et partant d'action de l'hémisphère gauche, fournit une preuve nouvelle de la correspondance des nerfs d'une moitié du corps avec l'hémisphère cérébral opposé, par la décussation des fibres des pyramides; car toutes les fibres des pyramides traversent la couche optique; et nous avons vu que la couche optique participoit à l'excès de nutrition de l'hémisphère correspondant, puisque les fibres de renforcement du nerf optique gauche naissant de l'endroit appellé *Corpus geniculatum externum*, étoient plus prononcées que celles du côté opposé. En râclant aussi, obliquement en avant et en dehors, la substance du ganglion, on y apercevoit très-distinctement l'adjonction successive des fibres auxiliaires aux fibres primitives. Cette preuve de l'entrecroisement est réciproque à celle que fournissent si souvent les hémiplégies, lors desquelles les ouvertures faites et décrites soigneusement, comme celles de M. Lallemand, font voir constamment que la couche optique est intéressée, du moins dans les fibres qui en divergent.

6°. La conversion en tissu érectile de la face interne du derme à la paume des phalanges unguéales à droite, coexistante avec l'accroissement de volume si remarquable du nerf médian et de ses divisions, montre que si dans un organe un seul de ses élémens devient prédominant, il détermine en raison de son importance d'action le développement des tissus qui lui sont subordonnés ou dont il est l'excitateur. Ainsi, de même que dans les mammifères à queue prenante, les nerfs qui se rendent à la peau de son extrémité, ont un volume bien supérieur à celui des mêmes nerfs dans les espèces à queue non prenante; qu'en même temps cet excès de volume s'observe aussi aux ganglions inter-vertébraux et aux segmens correspondans de la moelle épinière, de même ici l'excès de masse dans l'hémisphère gauche, de volume dans les nerfs rachidiens correspondans, nécessitant de la part de ces organes un excès d'action, a produit la transformation en tissu érectile des filamens feutrés du derme dans lesquels ces nerfs s'épanouissent. C'est donc l'accroissement de l'action nerveuse dans les surfaces d'épanouissement qui y développe le tissu érectile; et, en effet, l'on sait que l'action de ce tissu est toujours consécutive à un surcroît d'excitation nerveuse, dans la plupart des cas de l'appétit vénérien.

Cette induction me paroît bien établie par la considération de la grandeur comparative de la partie du canal rachidien prolongée dans la queue, du calibre de ce prolongement, et du diamètre des trous intervertébraux correspondans, observés dans les *kanguroos*, où la queue est exclusivement organe de locomotion, et dans les atèles, où la locomotion n'y est que secondaire.

1°. Dans le *coaïta*, type du genre *atèles*, où l'extrémité préhensile de la queue est l'organe d'un toucher actif, le canal vertébral se prolonge jusqu'à la neuvième vertèbre caudale. Le calibre de ce prolongement est égal dans un tiers de son étendue à ce qu'il est à la partie inférieure du dos, et les trous intervertébraux, des 2e, 3e et 4e vertèbres caudales sont d'un diamètre égal ou supérieur à celui des trous lombaires. J'observe, en outre, que la face inférieure des six ou sept dernières vertèbres, est aplatie comme aux phalanges unguéales des hommes et des singes. De plus, la proportion du volume de la queue à celui du corps, est de beaucoup inférieure dans le *coaïta*, ainsi que dans les *alouattes* à ce qu'elle est dans les *kanguroos*.

2°. Dans ceux-ci, le prolongement du canal rachidien ne dépasse pas la 4e vertèbre caudale; ce canal y décroît rapidement de calibre, et ce calibre y est de beaucoup inférieur à ce qu'il est dans aucun point du reste de son étendue. Les trous intervertébraux de la queue sont bien inférieurs en diamètre à ceux des lombes.

Or, dans les kanguroos, la queue n'est qu'organe de mouvement, et malgré l'excès de sa grandeur proportionnelle, elle reçoit moitié moins de nerfs que celle des *atèles*, et ces nerfs sont relativement moins gros. N'est-ce donc pas que dans les atèles le nombre et le volume supérieurs des segmens caudaux du faisceau rachiden, et des nerfs qui s'y rendent, sont en rapport avec la fonction du toucher actif dont l'extrémité nue de la queue est l'organe? La structure érectile du derme de cette extrémité, si elle ne confirme pas cette conclusion, complète au moins l'analogie de la disposition normale chez les atèles, avec les trois faits anomaux que j'ai rapportés.

II. *Conséquences relatives à l'état physiologique du sujet.*

En rapprochant les faits anatomiques déjà discutés sous le point de vue général, des phénomènes physiologiques observés pendant la vie, il suit :

1°. Que puisque le sujet est mort dans l'un des accès épileptiques, dont les retours existoient depuis au moins dix ans, et qu'il n'avoit rien offert de particulier dans les intervalles des derniers accès, l'état où nous avons trouvé le cerveau n'étoit pas nouvellement formé.

2°. Que, d'après les détails précédens, cet état consistait dans une inflammation chronique. L'augmentation du volume des nerfs et de la densité du cerveau, dont l'observation a déjà prouvé que la nutrition est si lente, induit à croire que cet état inflammatoire datoit au moins de l'origine de l'épilepsie. Peut-être même l'idiotisme originel tenoit-il à cette cause; d'où il suit, ainsi que je l'ai déjà conclu des faits exposés dans mon premier Mémoire, que la marche de la nutrition et partant de l'inflammation, est bien plus lente dans le cerveau et dans le système nerveux qu'on ne le suppose ordinairement. Cette conclusion n'est pas infirmée par celle des faits qu'a observés M. Lallemand, lesquels se rapportent à des inflammations aiguës. De là, la différence de cohésion et de solidité entre les tissus affectés par l'un et par l'autre de ces modes d'inflammation.

3°. Qu'une cause non encore étudiée des perturbations sensitives, c'est l'altération de volume et de densité, dans l'une des moitiés du système nerveux, et l'état d'adhérence ou de liberté des surfaces fibreuses concaves des hémisphères. Car l'état de liberté des surfaces concaves du cerveau échappe à l'examen fait par le procédé des coupes transversales. De ce défaut de symétrie que je signale, résulte évidemment le désaccord et l'inégalité des actions nerveuses congénères.

Dans notre sujet, l'excès de volume des nerfs à droite, le développement aux doigts du tissu érectile, tissu dont l'action augmente à un si haut degré la susceptibilité générale du système nerveux, explique bien cette excessive irritabilité dont parle M. Pariset.

4°. J'ajoute, mais avec la défiance que m'inspire l'expérience hydrostatique faite sur un cerveau exposé à l'air depuis trois jours, que l'on ne doit pas croire à l'intégrité de l'état normal du cerveau, parce qu'il ne présentera aucune altération de couleur ou de tissu ; mais que l'on doit s'assurer de la densité respective de ses hémisphères, en comparant des parties similaires de tous deux.

Enfin, des conséquences de tous ces faits, rapprochées des résultats de M. Lallemand, je conclus qu'en se servant de procédés d'examen plus exacts, tels que la comparaison des volumes et des densités que je crois avoir employés le premier, l'on trouvera toujours dans l'état matériel des organes nerveux dont les actions ont été altérées, la cause de ces altérations. On y trouvera toujours coëxistence de changemens appréciables ou dans la masse, ou dans la composition moléculaire des tissus, surtout quand les perturbations vitales auront été de longue durée. Car c'est une loi générale et sans exception que, nulle part, les corps ne changent de propriétés sans avoir antérieurement subi d'altération dans leur masse ou dans la combinaison de leurs élémens chimiques.

Addition postérieure à la publication de l'Analyse des Travaux de l'Académie des Sciences, pendant 1820.

Je m'honore de pouvoir donner une nouvelle authenticité aux deux faits principaux que j'ai annoncés, en en rapprochant deux des résultats les plus remarquables des immenses recherches et des importantes découvertes de M. le docteur Serre.

Voici comme s'exprime M. Cuvier, sur l'un de ces résultats, dans son analyse du grand ouvrage de M. Serre, concernant l'anatomie comparative du cerveau, qui vient d'être couronné par l'Institut.

« L'intérieur de la moelle épinière est creux. Il y a un long canal que l'on peut désigner sous le nom de ventricule ou de canal de la moelle épinière. Ce canal s'oblitère au cinquième mois de l'embryon humain, au sixième de l'embryon du veau, etc. Cette oblitération a lieu dans tous ces embryons par la déposition de couches successives de matière grise sécrétée par la pie-mère qui s'introduit dans ce canal.

» Observons que primitivement les tubercules quadri - jumeaux de l'homme et des mammifères sont creux, comme chez les oiseaux, les reptiles et les poissons. Remarquons aussi que l'oblitération de leur cavité s'opère, comme l'oblitération de la moelle épinière, c'est-à-dire par la déposition de couches de matière grise, sécrétée par la pie-mère qui s'introduit dans leur intérieur. »

La concordance de ces faits avec le premier que je rapporte dans ce Mémoire, est manifeste. Il en est évidemment des hémisphères comme de la moelle épinière et des tubercules quadri-jumeaux, relativement à la pénétration de la pie-mère dans la cavité dont ces trois appareils sont primitivement creusés. Les hémisphères cérébraux ne se forment pas seulement de dedans en dehors, par des couches déposées excentriquement, à la face interne, de la pie-mère de leur convexité, mais ils se forment aussi de dehors en dedans, comme la moelle épinière, les tubercules quadri-jumeaux, par la déposition de couches concentriques, à la surface externe de la pie-mère de leur concavité. Dans ces hémisphères, comme dans la moelle épinière, les dernières couches déposées oblitèrent la cavité, et effacent enfin la pie-mère, contractée et revenue sur elle-même.

Voici d'autres résultats qui viennent à l'appui de ce que j'ai avancé dans mon premier Mémoire sur le maintien de l'intégrité de la masse du cerveau jusqu'à quarante ans, et sur la réduction de cette masse dans la vieillesse. Je dois à la complaisance de M. Serre, qui m'a permis d'en publier l'aperçu, la communication de ces résultats, dont M. Cuvier n'a point parlé dans son analyse.

Ils confirment le rapport que j'ai annoncé entre la quantité de matière nerveuse et l'énergie des actions nerveuses, aux différens âges.

En mesurant les dimensions de parties déterminées de la moelle épinière et de l'encéphale à toutes les époques, depuis le deuxième mois de la conception jusqu'à cent ans, M. Serre a trouvé qu'il y avait, pour l'accroissement, l'état stationnaire, et le décroissement de ces parties, des périodes constantes. Aucune de ces parties ne continue de croître au-delà de quarante ans. Leur état stationnaire est de trente à soixante.

Voici les *minima* et les *maxima* extraits des tableaux comparatifs des dimensions de l'encéphale et de la moelle épinière, dressés par M. Serre.

Tableau des dimensions de la Moelle épinière.

Age.	Renflem. inf.		Part. moy.		Renflem. sup.		Moelle along.	
	cent.	mill.	cent.	mill.	cent.	mill.	cent.	mill.
2 mois.		$\frac{3}{4}$		$\frac{3}{4}$		$\frac{3}{4}$		2
7 ans	1	3		9	1	3	2	5
30	1	9	1		1	8	3	
70	1	1		9	1	4	2	6
100	1			8	1	2	2	3

Tableau des dimensions du Cervelet.

	Dimensions longitudinales.				Diamèt. transv.	
Age.	Lobes.		Processus vermic.			
	cent.	mill.	cent.	mill.	cent.	mill.
2 mois.	0	1		$\frac{1}{2}$		2*
10 ans.	5	5	4		7	
40	6	4	4	3	12	4
60	6	3	4	3	12	4
80	6	0	4	1	12	
100	5	3	3	9	10	1

Tableau des dimensions de la Couche optique.

Age.	Diamèt. long.		Diamèt. transv.	
	cent.	mill.	cent.	mill.
2 mois.		2		1 $\frac{1}{2}$
4 ans.	3	1	1	9
30	4	2	2	6
70	3	7	2	2
100	3	2	2	

Tableau des dimensions du Corps strié.

Age.	Diamèt. long.		Diamèt. transv.	
	cent.	mill.	cent.	mill.
2 mois.	0	3	0	1 $\frac{3}{4}$
8 ans.	6		2	4
30	6	5	2	7
70	6	4	2	1
100	6	1	2	

De l'Imprimerie de HUZARD-COURCIER, rue du Jardinet, n° 12.

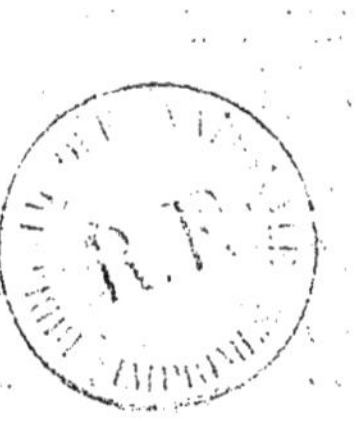

www.ingramcontent.com/pod-product-compliance
Ingram Content Group UK Ltd.
Pitfield, Milton Keynes, MK11 3LW, UK
UKHW020458220726
13923UKWH00006B/2624

9 782019 997144